www.ingramcontent.com/pod-product-compliance
Lightning Source LLC
Chambersburg PA
CBHW072147170526
45158CB00004BA/1532
9781091825123